AF318040
T
d 64
68

MÉMOIRE

SUR

L'INOCULATION

DE

LA PETITE VÉROLE.

LU A L'ASSEMBLÉE PUBLIQUE DE l'Académie Royale des Sciences, le Mercredi 24 Avril 1754, par M. DE LA CONDAMINE, Chevalier de l'Ordre Militaire de Saint Lazare, de l'Académie Royale des Sciences, des Sociétés Royales de Londres & de Berlin.

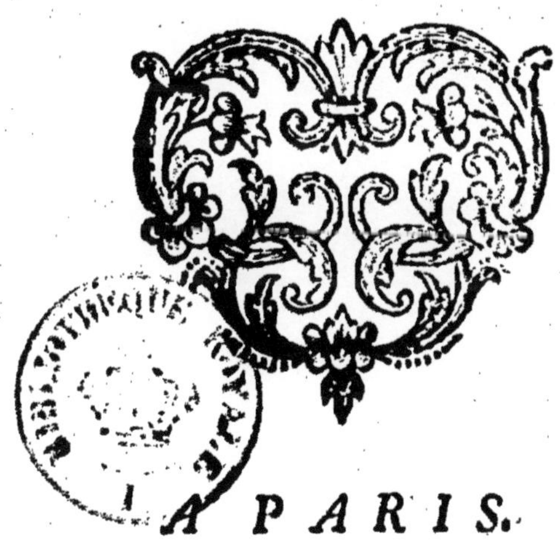

A PARIS.

Chez DURAND, Libraire, rue Saint Jacques.

M. DCC. LIV.

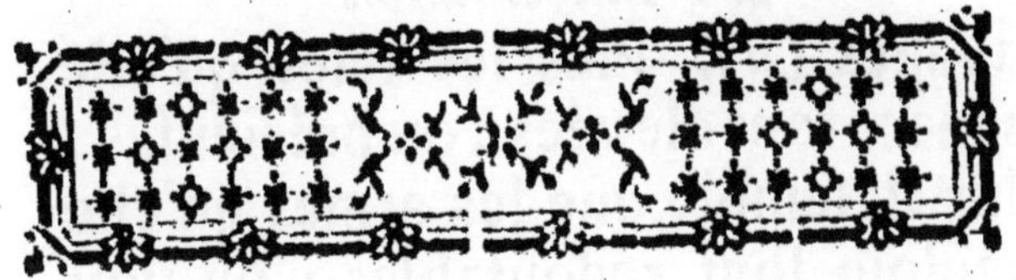

MÉMOIRE
SUR L'INOCULATION
DE
LA PETITE VÉROLE.

Lu à l'Assemblée publique de l'Académie Royale des Sciences, le Mercredi 24 Avril 1754, par M. DE LA CONDAMINE.

UNE maladie affreuse & cruelle, dont nous portons le germe dans notre sang, détruit, mutile, ou défigure un quart du genre humain. Fléau de l'ancien monde, elle a plus dévasté le nouveau que le fer de ses conquérans : c'est un instrument de mort, qui frappe sans distinction d'âge, de sexe, de rang, ni de climat. Peu de familles échappent au tribut fatal qu'elle exige. C'est surtout dans les Villes, & dans les Cours les plus brillantes qu'on la voit exercer ses ravages (*a*). Plus les têtes qu'elle menace font élevées , ou précieufes , plus il femble que les armes qu'elle emploie font redoutables : on voit affez que je parle de la petite vérole. L'inoculation, préfervatif fûr, avoué par la raifon ; confirmé par l'expérience ; permis , autorifé même par la Religion, s'offre à nous pour arrêter le cours de tant de maux, & femble demander à la politique d'être mis à la tête des moyens propres à conferver & à multiplier l'efpece humaine. Qui peut nous empêcher de recueillir les fruits de ce bienfait de la Providence? tel eft l'objet des recherches qui font le fujet de ce Mémoire.

Je le divife en trois parties. Je rapporte dans la premiere les principaux faits hiftoriques concernant l'inoculation. Dans la feconde , j'examine les objections que l'on a fai-

(*a*) Soit par la différente température de l'air , foit par la diverfité des alimens, ou par quelqu'autre caufe ; on remarque que la petite vérole eft communément plus dangereufe dans les Villes , furtout aux adultes & aux enfans délicatement élevés.

tes, & que l'on aura pu faire contre son ufage. Dans la troifiéme, je tire des conféquences des faits établis dans les deux premieres, & je hazarde quelques réflexions.

PREMIERE PARTIE.

HISTOIRE DE L'INOCULATION.

L'INOCULATION de la petite vérole par incifion ou par piquûre s'eft pratiquée de tems immémorial en Circaffie, en Géorgie, & dans les pays voifins de la mer Cafpienne (*a*). Inconnue en Europe, elle y étoit cependant en ufage, & même fort près de nous, dans la Province de Galles en Angleterre (*b*). La même opération, autrefois connue, & depuis négligée en Grece & en Turquie, fut rapportée à *Conftantinople* à la fin de l'autre fiécle (*c*) par une

(*a*) Lettre de Timone. *Voy.* ci après.
(*b*) Extraits des Lettres rapportées par M. Jurin à la fuite de fa *Lettre à M. Caleb Cotesworth*, &c.
(*c*) En 1673. V. Traité de l'Inoc. de M. Butini. Je n'ai point trouvé cette date ailleurs.

femme de Thessalie ; elle la pratiquoit avec un grand succès ; mais seulement parmi le peuple (*a*). Plus anciennement encore, & dès le commencement du XVIIe siecle (*b*), on communiquoit la petite vérole à la Chine sans incision & par le nez, en faisant respirer la matiere des boutons desséchés réduite en poudre : tous ces faits étoient ensevelis dans l'oubli, lorsque *Emmanuel Timone*, Médecin Grec, Membre de l'Université d'Oxford & de Padoue, ayant entrepris d'étendre & d'accréditer l'inoculation, en donna une description détaillée dans une Lettre au Docteur *Vodward*, écrite de *Constantinople* au mois de Décembre 1713. Après avoir suivi de près cette opération pendant sept à huit ans dans cette capitale, il ne rapporte que deux exemples, dont le succès fâcheux ne peut même être attribué à l'opération (*c*).

(*a*) Pilarini. *Voy. ci-après.*

(*b*) Lett. du P. d'Entrecolles. *Tome XX des Lettr. édif. & curieuses.*

(*c*) Deux enfans de trois ans, l'un & l'autre sujets au mal caduc & aux écrouelles, à

Jacques Pilarini, autre Médecin Grec, qui avoit vu aussi la Thessalienne opérer sous ses yeux à *Constantinople* dès l'année 1701, & qui ne s'étoit rendu qu'à l'évidence des faits après avoir long-tems refusé d'approuver cette pratique, en publia les détails dans un petit ouvrage imprimé à Venise (a) en 1715, avec

qui leurs parens avoient voulu faire inoculer la petite vérole, parurent guéris de cette maladie, & moururent l'un de la dyssenterie le 32e jour, l'autre de marasme 40 jours après l'opération. L'Auteur ajoute qu'on soupçonna même que les parens avoient voulu se défaire de ces deux sujets infirmes & incommodes. L'Extrait de la Lettre d'Emmanuel Timone insérée dans les Transactions Philosophiques N°. 339. elle se trouve aussi sans date, mais plus courte & en d'autres termes, dans l'Appendix du voyage de *la Motraye*, qui dit l'avoir reçu de l'Auteur son ami au mois de Mai ou de Juin 1712. Tome II. Page 115. Edit. de la Haye *in-folio.* Dans les *acta eruditorum* de Leipsik du mois d'Août 1714, il y a un extrait de l'*Histoire de l'inoculation*, par le même Timone, qu'on suppose récemment imprimée à Constantinople. Voy. aussi *Ephemerid. Naturæ curiosorum*, Norimbergæ 1717. *Cent V. Obs. II.* communiquée par le premier Médecin du Roi de Suede.

(a) *Nova & tuta variolas excitandi per trans-*

approbation & atteſtation de l'Inqui-
ſiteur. Cette femme aſſuroit avoir
inoculé ſix mille (*a*) perſonnes dans la
ſeule année 1713. De ce nombre
furent, ſans doute , la plupart des enfans des Négocians Anglois , Hollan-
dois , François (*b*) , établis à *Conſtantinople* & à *Péra* , que j'ai vu en 1732
s'applaudir d'avoir été ſoumis par
leurs parens à cette opération , & de
s'être par ce moyen préſervés, eux &
leurs enfans , des dangers de la petite
vérole , de ſes ſuites funeſtes , & des
cicatrices qu'elle a coutume de laiſ-

plantationem methodus, *Venetiis* 1715 ; réim-
primé avec le précédent à Nuremberg 1717,
& à Leyde 1721 , ſous le titre de *Tractatus
bini de nova variolas per tranſplantationem excitandi methodo.*

(*a*) Butini , *Traité de l'Inoc.* p. 87.

(*b*) On a trop légérement avancé que les
Turcs avoient adopté cette méthode , &
*qu'il n'y avoit point de Bacha à Conſtantinople
qui ne donnât la petite vérole à ſes enfans en les
faiſant ſévrer.* La Theſſalienne n'inoculoit
que des Grecs, des Arméniens & autres
Chrétiens, ou Sujets du Grand Seigneur,
ou nés en Turquie : Pilarini , dans ſon
ouvrage ſur l'Inoculation aſſure poſitive-
ment que les Turcs, attachés à leur dogme
de la fatalité, n'avoient point encore em-
braſſé cette pratique en 1715. *Soli Turcæ, ut-*

fer. De ce nombre fut encore *Antoine le Duc*, qui, recevant en 1722 le Bonnet de Docteur en Médecine à *Leyde*, y foutint publiquement l'inoculation fuivant la pratique de Turquie (*a*).

Le premier Ecrivain du fiécle nous a depuis long-tems inftruit que *Miledi Wortley Mountague*, Ambaffadrice d'Angleterre à la Porte, en 1717, ayant fenti tous les avantages de cette méthode, eut le courage de faire inoculer à *Conftantinople*, par fon Chirurgien, fon fils unique, âgé de fix ans, & fa fille, à fon retour en Angleterre, où fon exemple fut fuivi par plufieurs perfonnes de diftinction. Bientôt après, à la réquifition du College des Médecins de Londres, l'expérience fut faite fur fix criminels (*b*), dont la peine de mort fut commuée en cette épreuve, qui leur fauva une vie qu'ils avoient mérité

pote fati decretis addicti, minufque dociles, hanc neglexerunt huc ufque.

(*a*) *Differt. de Byzantiná variol. inftitione.* Lugd. Bat. 1722. Imprimée avec deux autres Differtations de Médecine de Londres.

(*b*) Relation du Docteur Jurin déja citée.

de perdre. La feue Reine d'Angleterre, alors Princesse de Galles, fit
inoculer ses enfans, le Prince de
Galles d'aujourd'hui (*a*) & les Prin-
cesses ses sœurs, sous la direction du
Docteur *Sloane*, ce qui donna beaucoup de vogue & de célébrité à la
nouvelle méthode; mais cet exemple,
qui par-tout ailleurs eut irrévocable-
ment fondé l'usage d'une pratique utile au genre humain, en retarda bientôt
le progrès dans un pays de factions,
où la raison armée de l'évidence &
adoptée par un parti, perd infailli-
blement ses droits aux yeux du parti
contraire. Tandis que les plus fameux
Médecins de la Grande-Bretagne,
les Docteurs *Sloane* (*b*), *Freind*, *Ar-
buthnott*, *Jurin*, *Mead*, *&c.* favori-
soient la nouvelle méthode, qu'ils
écrivoient en sa faveur, & que les
Docteurs *Shadwel*, &c. la faisoient
pratiquer sur ses enfans; deux (*c*) Mé-

(*a*) Lettre de M. de la Coste à M. Dodard,
page 39. Préface de l'Ouvrage de M. Jurin, sur l'Inoculation.
(*b*) Même Lettre de M. de la Coste à M.
Dodard.
(*c*) Les Docteurs Blankmore, Vagstaff,
& l'Apoticaire Massey.

decins peu connus & un Apoticaire
fembloient chercher à fe faire un nom
en la profcrivant, tandis que l'Evêque de *Salisbury* & plufieurs Cafuis-
tes (*a*) foumettoient leurs enfans à
l'inoculation ; d'autres Théologiens
prétendoient qu'elle attiroit la colere
célefte. Ils alléguoient en preuve le
grand nombre de ceux qu'emportoit
la petite vérole naturelle, & l'un
d'eux prêchoit dans un Sermon à
Londres que le Diable avoit donné
lui-même la petite vérole à Job par
ce moyen infernal (*b*).

Cependant outre les expériences
de *Conftantinople*, où dans une feu-
le année jufqu'à dix mille perfonnes
de tous les rangs avoient paffé heureufement par cette épreuve (*c*), des
milliers de fujets avoient été inoculés
en Angleterre fans accident ; le Docteur *Jurin*, Secrétaire de la Société
Royale, publia en l'année 1724 une
relation détaillée des fuccès des expériences faites dans la Grande-Bre-

____

(*a*) Lettre de M. Amyand, rapportée par
M. de la Cofte. *Lettre à M. Dodard*, pag. 69.
  (*b*) *Ibid. page* 51.
  (*c*) *Ibid. page* 68.

tagne ; avec plusieurs lettres servant de supplément & de preuves. Il résulte de ses calculs, que d'autres beaucoup plus récens ont confirmés, qu'à Londres, & même dans les Provinces, où le mal passe pour être moins dangereux, il mouroit communément un septiéme, un sixiéme, & quelquefois un cinquiéme de ceux qui étoient attaqués de la petite vérole naturelle (*a*), & qu'à peine il en étoit mort un sur quatre-vingt-onze de ceux qui l'avoient reçue par insertion, quoiqu'il ne fût pas bien prouvé que leur mort en eut été la suite, & quoique la méthode ne fût pas encore perfectionnée. Dans ces commencemens on avoit hazardé beaucoup d'expériences sur des sujets infirmes, ou mal préparés. C'est dans de pareilles circonstances qu'à *Boston* dans la nouvelle Angleterre, de trois cent personnes inoculées indistinctement & avec peu de précautions dans un tems d'épidémie & de grandes chaleurs, il en étoit

____

(*a*) Relation de M. Jurin, édition de Londres 1723, & Traduction Françoise par M. Noquez.

mort cinq, c'est-à-dire, un sur soixante ; encore (*a*) est-il fort douteux que leur mort fut l'effet de l'opération. Cependant on prétendit qu'il en étoit mort un de quarante-neuf, & ce malheur étant tombé sur quelques sujets de distinction (*b*), donna du poids aux clameurs des gens prévenus. Le Magistrat intervint, l'esprit de parti s'en mêla ; l'opération ne fut permise qu'avec des restrictions qui ressembloient à une prohibition. On publia qu'elle ne mettoit point à l'abri de la petite vérole naturelle, quoiqu'on ne pût produire aucun exemple pour le prouver. Les plus sages, les plus modérés conclurent qu'il étoit de la prudence d'attendre que le tems & une longue expérience eussent donné plus de lumieres.

Les premiers succès de la nouvelle méthode avoient été rendus publics en France, par un Lettre de M. *de la Coste* Docteur en Médecine, adressée

(*a*) Relation de l'inoculation de la petite vérole. Par M. Jurin. p. 19.

(*b*) Voy. Analyse de l'inoculation du Docteur Kirkpatrik. Lond. 1754. pag. 109.

à M. *Dodard*, Premier Médecin de Sa Majesté, & publiée à Paris en 1723, avec privilége, sous l'approbation de M. *Burette*, Docteur de la Faculté de Paris. Dans cette Lettre il est fait mention d'une Consultation de neuf des plus fameux Docteurs de Sorbonne, que l'Auteur avoit eu la satisfaction de voir enfin conclure : *qu'il étoit licite, dans la vue d'être utile au Public, de faire des expériences de cette pratique.* La même Lettre suppose que M. *Dodard* & plusieurs de nos plus célèbres Médecins, tels que feu M. *Chirac*, successeur de M. *Dodard* dans la place de premier Médecin du Roi, & M. *Helvetius* (a) premier Médecin de la Reine, l'un & l'autre de cette Académie, approuvoient la nouvelle méthode. Le même ouvrage cite une

______

(a) *M. Helvetius* (dit M. de la Coste dans sa Lettre à M. Dodard, p. 54) *m'a fait l'honneur de m'écrire qu'il croit cette méthode très-utile & très-avantageuse pour l'Etat, & que je lui ferois plaisir de le nommer, comme quelqu'un qui souhaite très-vivement qu'on en fasse des Expériences, persuadé qu'il est qu'elles réussiront. Je connois plusieurs illustres Membres de la Faculté qui pensent de même, M. Falconet, M. Vernage,* &c.

lettre de M. *Astruc*, alors Professeur de Montpellier, aujourd'hui du Collége Royal, & Médecin consultant du Roi : *Il ne jugeoit point que cette opération pût avoir aucun danger, & il paroissoit fort aisé qu'on voulût la pratiquer à Paris.*

Au mois de Juillet 1724 (*a*) M. *Noguez*, Médecin de Paris, fit une traduction de l'ouvrage du Docteur *Jurin*, précédée d'une Apologie de l'inoculation ; le tout fut bien reçu du Public, mais la méthode avoit reçu un grand échec dès l'année précédente.

Les bruits exagérés de ses mauvais succès à *Boston*, pendant l'été de 1723, le nombre des morts que l'épidémie emporta cette même année à *Londres*, & que l'on mit faussement (*b*) sur le compte de l'opération, avoient diminué la confiance que l'on commençoit à y prendre. Ces bruits s'étoient répandus à Paris

(*a*) L'approbation du livre est du 31 Juillet 1724, mais le livre ne parut qu'en 1725.

(*b*) *An Account*, &c. par *Jurin*, pag. 30. London 1724 ; & traduction de M. *Noguez*, p. 63.

dans le tems où l'on songeoit à faire des expériences de l'inoculation. Après le succès de celles qui avoient été faites en Angleterre, & sur-tout sur la Famille Royale, il étoit plus que tems qu'on en fît des épreuves en France, ne fût-ce que dans les Hôpitaux. Elles eussent été favorisées par un Prince, (*a*) protecteur des Sciences, des Lettres & des Arts qu'il chérissoit & cultivoit ; mais à peine eut-il les yeux fermés qu'on soutint dans les Écoles de Médecine une Thèse (*b*) qui sonna le tocsin contre les Inoculateurs ; leur opération y est traitée de criminelle, ceux q' la pratiquent d'imposteurs & de bourreaux, & les patiens de dupes.

Cette Thèse porte les caractères les plus marqués d'un ouvrage de passion : c'est une déclamation violente & dénuée de preuves, par laquelle on cherche à intéresser la morale & la religion contre la nouvelle

(*a*) Monseigneur le Duc d'Orléans, Régent de France, mort le 3. Déc. 1723.
(*b*) *An Variolas inoculare nefas ?* Questio Medica. *In Scholis Medicorum,* 30 Decembris 1723.

méthode. Aucun Docteur de la Faculté de Paris ne s'étoit ouvertement déclaré, & n'étoit personnellement intéressé à la faire valoir : d'ailleurs on manquoit de faits & d'informations exactes pour répondre aux nouvelles objections. Le livre de M. *Jurin* n'étoit pas encore public. La crainte de se rendre responsable de quelque fâcheux événement empêcha sans doute nos plus grands Médecins de s'opposer au torrent. Neuf Docteurs de Sorbonne, après un mûr examen, avoient décidé, comme je l'ai déja remarqué, en faveur des expériences de l'inoculation. L'approbation qu'un Inquisiteur avoit donnée à l'ouvrage de *Pilarini*, suffisoit seule pour rassurer les plus scrupuleux ; mais il est des gens à qui un remede venu de Turquie, & accueilli dans un pays Protestant, ne peut paroître que pernicieux. Quoiqu'il en soit, le préjugé ordinaire contre tout ce qui est singulier & nouveau, prévalut.

Bientôt après le célébre M. *Hecquet* ennemi juré de toute nouveauté en Médecine, publia une Dissertation

anonyme, dont le titre feul eſt moꝰ
déré : *Raiſon de doute contre l'inoculation.* On ſçait juſqu'à quel point cet
homme, d'ailleurs reſpectable, portoit la prévention & l'opiniâtreté ;
je n'ai pas eu le courage, je l'avoue,
d'achever entierement la lecture de
ſa Diſſertation : qu'on ne me blâme
pas, à moins de l'avoir tenté comme moi. L'inoculation d'une maladie ſur un corps humain pouvoit-elle
n'être pas criminelle aux yeux de
celui qui ſemble être tenté de ne
pas trouver entierement innocente
l'inoculation qui ſe pratique ſur les
arbres ? Voici le précis de ſes
griefs contre la nouvelle méthode :
*Son antiquité eſt mal établie : l'opéra-
tion eſt fauſſe dans les faits, injuſte,
ſans art, ſans loix : elle n'évacue pas la
matiere de la petite vérole : elle a un double caractere de réprobation : elle eſt contraire aux vues du Créateur : elle ne pré-
ſerve point de la petite vérole naturelle :
elle eſt contraire aux loix : elle ne reſſem-
ble à rien en Médecine, mais bien plû-
tôt à la Magie* (a). Tel eſt l'extrait du

(a) *Raiſons de doutes contre l'inoculation.*

livre & des raisonnnemens du plus sçavant & du plus célébre ennemi de l'inoculation. L'approbation du Docteur *Burette*, Censeur Royal, est digne de remarque. Il certifie que cet ouvrage & les observations qu'il contient *font toutes conformes à l'ancienne pratique de la Médecine.*

Quoiqu'il en soit, le concours de tant de circonstances malheureuses jetta l'inoculation dans une sorte d'oubli jusqu'en 1738 (*a*). Mais tandis qu'elle sembloit perdre du terrein en Europe, elle faisoit de nouvelles conquêtes en Asie. L'épidémie de 1723 qui fut le fléau de l'Europe & de l'Amérique, fit apparemment le tour du monde, & ce n'est pas l'unique exemple (*b*). Les Tartares, chez qui la petite vérole n'est pas commune, en furent infectés. La plupart des adultes en mouroient. Le P. d'*Entrecolle*, Missionaire Jésuite à Pekin rapporte (*c*) qu'en 1724, l'Em-

(*a*) Analyse de l'inoculation du D. Kirkpatrik.

(*b*) Voy. Journ hist. du voy. à l'Equ. Paris 1751, pag. 103 & 104.

(*c*) Lett. édif. & curieuses, tom. XV.

pereur de la Chine envoya des Médecins de son palais en Tartarie pour y *semer* la petite vérole artificielle, c'est le nom que les Chinois donnent à leur méthode d'insertion, dont nous dirons un mot. Sans doute le succès des Médecins Chinois fut heureux, puisqu'ils revinrent riches en chevaux & en pelleteries, qui sont les richesses & la monnoye des Tartares.

D'un autre côté, la pratique de l'inoculation à la maniere d'Europe, se perfectionnoit dans le silence pendant le tems de sa disgrace, ses progrès étoient moins divulgués, mais elle n'avoit pas laissé de se répandre en divers endroits de l'ancien & du nouveau monde.

J'ai dit ailleurs (*a*) comment en 1728 ou 1729 un Missionaire Carme des environs de la Colonie Portugaise du *Para*, dans l'Amérique Méridionale, voyant tous les Indiens de sa mission emportés l'un après l'autre par une petite vérole épidémique,

(*a* Relation du voyage de la riviere des Amazones. Paris 1745. Mémoires de l'Académie des Sciences, 1745.

fans qu'un feul en réchappât , &
ayant déja perdu la moitié de fon
troupeau , avoit fauvé tous ceux qui
lui reftoient, en hazardant fur eux la
méthode de l'inoculation , dont il
n'avoit qu'une connoiffance très-fu-
perficielle par une gazette d'Europe,
& que fon exemple avoit été fuivi,
avec le même bonheur, par un de fes
confreres, Miffionaire fur les bords
de *Rio-Negro* , ainfi que par quelques Portugais de la ville du *Para.*
J'ai depuis appris que dans une nouvelle épidémie qui avoit défolé cette
province , le même reméde n'avoit
pas moins heureufement réuffi.

Mais il y avoit déja plufieurs années que l'inoculation avoit repris
le deffus dans la nouvelle Angleterre. Une épidémie terrible ravagea la
Caroline en 1738, tous les malades
fuccomboient fous la violence du
mal : alors on fe reffouvint de l'efficacité du remede dans le pays même
où il avoit été profcrit , on eut de
nouveau recours à l'inoculation qui
réuffit mieux que jamais , puifque
dans les chaleurs ardentes des mois
de Juin, de Juillet & d'Août, tems

le plus contraire aux maladies in-
flammatoires, & dans un pays où
cette méthode n'a jamais auffi bien
réuffi qu'en Europe, de mille perfonnes inoculées il n'en mourut que
huit, ce qui n'eft qu'un fur cent
vingt-cinq (*a*).

Les nouveaux fuccès de l'inoculation dans la Caroline en 1738, n'approchent pas de ceux qu'elle eut lors
qu'on recommença de la pratiquer
en Angleterre. De près de deux mille
perfonnes inoculées depuis douze
ans à Vinchefter & aux environs
dans les Comtés de *Suffex* &
d'*Hampton*, &c. il n'eft mort, fuivant
le rapport du Docteur *Langrish*, que
deux femmes enceintes, que leurs
Médecins diffuadoient de s'expofer à
l'inoculation (*b*).

L'année 1746 fut à Londres l'épo-
que de la fondation d'une maifon de
charité, tant pour inoculer la petite
vérole aux pauvres, & diminuer
par ce moyen la devaftation qu'elle

(*a*) The analyfis of inoculation, by J.
Kirkpatrik, pag. 110, 111, &c.
(*b*) Sur l'inoculation. Analyfe &c. du D.
Kirkpatrik.

fait de l'espece humaine, que pour
secourir ceux qui en sont naturellement attaqués. C'est dans l'église de
cet hôpital que l'Evêque de Vorcester prêcha en 1742 un sermon pour
exciter la charité des citoyens en faveur de l'inoculation, il le prononça
dans la même chaire où vingt ans
auparavant elle avoit été traitée
d'ouvrage du démon. Ce Prélat dans
ce sermon parle de quinze cens personnes inoculées par trois différens
Praticiens, & dont trois seulement
sont mortes, & d'un pareil nombre
de morts sur trois cens neuf sujets,
mais la plupart adultes, qui ont subi
l'épreuve dans le nouvel hôpital. M.
Winchester Chirurgien de l'hôpital des
Enfans Trouvés n'a perdu qu'un enfant
sur cent quatre-vingt six inoculés,
& de trois cens soixante-dix autres
expériences qu'il a faites ailleurs,
une seule a été malheureuse. M. *Fre-
vin de Rye* assure que de plus de trois
cens inoculations, une seule lui a mal
réussi. A *Salisbury*, quatre personnes
sont mortes sur quatre cens vingt-
deux; & trois à *Blandfort*, sur trois
cens neuf.

Au mois de Novembre 1747, M. *Ranby*, premier Chirurgien de S. M. Britannique, avoit inoculé huit cens vingt-sept sujets (*a*) sans qu'il lui en fût mort ; ses expériences montoient, en 1752, à plus de mille, & il n'avoit pas perdu un seul malade (*b*). La différence des succès peut être attribuée, en partie, au plus ou moins de malignité de l'épidémie qui doit influer sur celle du virus même choisi pour l'inoculation ; en partie au plus ou moins de précautions prises pour préparer & pour gouverner les malades ; enfin, aux différens dégrés d'habileté & d'expérience des inoculateurs ; mais sur-tout à la maxime de ne pas hazarder l'inoculation sur des sujets mal constitués, mal-sains, ou soupçonnés d'autres maladies ; attention que la Grecque de Constantinople portoit jusqu'au scrupule ; & à laquelle elle attribuoit ses succès.

En résumant tous les faits précédens, on trouve que de six mille trois

(*a*) Lettre particuliere de M. Trembley à l'Auteur de ce Mémoire.

(*b*) Sermon de M. l'Evêque de Vorcester. En 1754, M. Ranby en a inoculé douze cens sans aucun accident. M. Midleton sur huit cens n'en a perdu qu'un.

cens quatre-vingt-dix-huit inoculés en Angleterre, dix-sept seulement sont soupçonnés d'être morts des suites de l'inoculation, ce qui fait un sur trois cens soixante-seize.

En 1750, une République où fleurissent les mœurs & les arts, & où le zèle du bien public est une vertu commune à tous les citoyens, adopta la pratique de l'inoculation, dont un de ses premiers Magistrats lui avoit donné l'exemple. Nul événement funeste n'a depuis causé ses regrets ; c'est dequoi l'on peut se convaincre par la lecture d'un traité court & précis de la petite vérole inoculée, dont aucun de nos Journaux n'a donné d'extrait. Il est de M. *Butini*, Docteur en Médecine de la Faculté de Montpellier, aggrégé à Geneve. J'en ai tiré beaucoup d'éclaircissemens & de faits, ainsi que du mémoire de M. *Guyot*, inséré dans le Tome II des Mémoires de l'Académie Royale de Chirurgie, & d'une lettre du même, dont j'ai eu communication.

Le Docteur *Kirkpatrik* vient de donner (en 1754) à Londres, une nouvelle analyse ou traité complet de l'inoculation, dédié à S. M. B. dans lequel il réfume ce qui eft écrit pour & contre fur ce fujet en Angleterre, y joint fes propres reflexions, & répond à toutes les objections. J'ai déja cité plufieurs de fes remarques.

J'apprends dans le moment que l'inoculation fait actuellement les plus grands progrès en Hollande, & que le Docteur *Tronchin*, Génevois, célébre Médecin d'*Amfterdam*, la pratique avec un tel fuccès, que fans le préjugé populaire qui n'eft pas affez dompté, les exemples les plus illuftres l'auroient nouvellement accréditée.

Telles ont été depuis trente ans en Europe les viciffitudes de fortunes de la fameufe méthode de l'inoculation. L'émétique & le quinquina n'ont pas éprouvé moins de contradictions, avant que leur efficacité fût généralement reconnue.

Mais avant que de paffer outre, donnons à ceux qui ne connoiffent qu'imparfaitement l'inoculation, une idée diftincte de cette méthode, & des différentes manieres de la pratiquer:

c'est une partie essentielle de son histoire.

La petite vérole artificielle est vraisemblablement plus ancienne à la Chine qu'ailleurs. Le P. d'*Entre-colles* remarque, dans sa lettre très-curieuse (*a*) de *Peking* le 11 Mai 1726, que si cette coutume fut venue de Circassie ou des environs, à la Chine, elle se seroit vraisemblablement étendue d'abord dans ses provinces occidentales, & les plus voisines de la mer Caspienne; au lieu que c'est à l'autre extrémité de cet Empire, du côté de l'orient, & dans la province de Kiangnan, sur la mer du Japon, que la méthode de *Tchang-teou*, c'est-à-dire de *semer la petite vérole*, a été plus anciennement connue. Elle consiste à insérer dans le nez des enfans une tente de coton imprégnée de la matiere des pustules desséchées de petite vérole réduites en poudre. Cette méthode a été éprouvée en Angleterre, sur une fille condamnée à mort (*a*); elle fut plus malade que tous les inoculés par

(*a*) Let. édif. & cur. tom. XX.
(*b*) Butini, Traité de l'inoculation. p. 98.

B

la voie ordinaire , & la pratique
Chinoiſe , dont le P. d'*Entrecolles*
rapporte trois recettes différentes ,
fut jugée dangereuſe (*a*).

En Grece & en Turquie on intro-
duiſoit la matiere liquide & encore
chaude , tirée quelques momens auparavant des boutons d'une petite
vérole naturelle & bien condition-
née , dans huit ou dix piquûres faites
en différentes parties du corps, avec
pluſieurs précautions ſuperſtititieu-
ſes , accompagnées d'offrandes de
cierges , par le moyen deſquelles le
Docteur *Timone* ſoupçonne que la
Grecque inoculatrice ſe concilioit
les Prêtres Grecs , qui lui fourniſ-
ſoient une multitude prodigieuſe de
ſujets à inoculer (*b*)

Dans la province de Galles on pro-
cédoit avec beaucoup moins d'appareil ; les Ecoliers ſe donnoient la petite vérole les uns aux autres , en

(*a*) Ibid. p. 86.

(*b*) *Quin & forté tributo cereorum clerum ſibi
conciliat, innumeros enim quos inoculet eoſque
commendatos ab ipſis Sacerdotibus Græcis quo-
tidie habet, ita ut vix poſſit multitudini ſufficere.*
Differt. hiſt. du Docteur Timone. *Voy.* Appendix des Voyages de la Motraye , *tome* II.

se piquant avec une éguille, ou seulement en se frottant le bras ou la main jusqu'au sang sur des boutons d'une petite vérole qui commençoit à sécher (*a*) ; l'acquereur donnoit deux ou trois sols à celui dont il achetoit la matière, & cet usage n'avoit pas d'autre nom dans le pays que celui *d'acheter la petite vérole*. Une longue expérience a fait donner en Angleterre la préférence à la méthode suivante , long-tems pratiquée par M. *Ranby* & depuis suivie à Genève avec le plus grand succès, tant sur les enfans que sur les adultes jusqu'à l'âge de trente ans (*b*).

(*c*) Après avoir préparé le sujet pendant quelques jours par un régime & des remedes convenables, un ou deux purgatifs legers, & s'il en est besoin, par une saignée ; on fait aux deux bras, dans la partie moyenne & externe au dessous du tendon du muscle deltoïde , pour ne point

____

(*a*) Voyez lettres rapportées par M. Jurin.

(*b*) Mem. de M. Guyot, tom. II. des recueils de l'Acad. de Chirurgie.

(*c*) Lettre latine manuscrite de M. *Ranby*. Traité de l'inoculation de M. Butiri.

B ij

gêner la liberté des mouvemens, une incifion longue d'un pouce, qui entame à peine la peau (*a*), on y infere un fil de la même longueur, impregné de la matiere d'un bouton mûr qui n'a point de rougeur à fa bafe, d'une petite vérole, foit naturelle, foit artificielle, prife d'un enfant fain. On a reconnu que cette matiere conferve fon efficacité pendant plufieurs mois, & de l'automne au printems. On leve cet appareil après quarante heures, & on panfe les plaies une fois par jour. Quoique les premiers jours après l'opération, le malade foit en état de fortir, on lui fait garder la chambre & continuer le régime ; on le met au lit le fix ou le feptiéme jour, quand la fiévre furvient ; elle eft rarement accompagnée d'accidens ; mais tous les fimptômes ceffent par l'éruption le fept ou huitiéme jour, & ils n'ont aucune fuite ; alors l'inflammation

---

(*a*) Le D. Timone avoit déja fubftitué l'incifion faite aux deux bras aux piquûres que la Grecque faifoit en divers endroits du vifage & du corps. Voy. *Lettre de Timone, Appendix des Voy. de la Motraye.*

des plaies diminue, elles donnent plus de matiere, & une grande partie du venin s'échappe par cette voye. Le dixiéme jour après l'éruption, elles commencent à se remplir, le quinzième à se cicatriser, & le vingtième elles se ferment d'elles-mêmes pour l'ordinaire ; si elles tardent, il ne faut pas se hâter de les fermer. On a éprouvé qu'une incision suffisoit ; & si l'on en fait deux, c'est moins pour s'assurer que l'insertion a bien pris, que pour faciliter par un double canal l'épanchement de la matière varioleuse, & rendre par-là celle qui forme les boutons moins âcre & moins corrosive, & la nature de la petite vérole plus bénigne. La théorie s'accorde en ce point merveilleusement avec l'expérience.

Quelquefois le venin s'échappe, tout ou presque tout, par les deux incisions, & le malade n'a qu'une ou deux pustules, quelquefois même pas une seule. Il n'en est pas moins purgé du germe de la petite vérole, ni moins à l'abri de le contracter de nouveau. Plus la matière sort abondamment des plaies des bras,

plus le nombre des boutons est petit
& distinct ; au lieu que dans la petite
vérole naturelle, chaque parcelle de
la matiere du foyer fait son bouton
particulier, ce qui la rend souvent
confluente, & par là d'autant plus
dangereuse. Parmi celles qui ont été
communiquées à Genève, à peine y
en a-t-il eu une de cette espece, &
aucun de ceux qui l'ont reçue par insertion n'en a été marqué. C'est aussi
ce qu'on avoit observé, non seulement en Angleterre, mais en Grèce
& en Circassie (*a*) dont les habitans
n'ont adopté cet usage que dans la
vue de conserver la beauté de leurs
filles. A peine cette observation souf-
fre-t-elle quelque exception, & seulement lorsque les malades s'écor-
chent, ou qu'ils ont été mal préparés.

Le plus grand danger de la petite
vérole naturelle est la fievre secon-
daire qui arrive dans le tems de la su-
puration. Dans la petite vérole artificielle, cette fièvre est fort rare, &
sur tout parmi les enfans qui sont à
peine malades. De vingt personnes

____

(*a*) *Timone, Pilarini, Jurin, la Coste, la
Motraye. Voy. de Circassie.*

inoculées à Genève par M. *Guyot*, une seule y a été sujette, c'étoit une femme qui avoit eu plusieurs enfans (*a*).

Je me suis un peu étendu sur l'historique de l'inoculation, parce que l'exposition des faits suffit pour faire disparoître le plus grand nombre des objections que nous allons examiner.

SECONDE PARTIE.

Réponses aux Objections.

NE dédaignons point de répondre à des objections faciles à détruire ; ce n'est qu'en les réfutant solidement que l'on acquiert le droit de les mépriser.

Peut-on demander sérieusement si c'est un crime de sauver la vie à des milliers d'hommes, parce qu'il est possible que sur mille que l'on conserve, il y en ait un ou deux qu'on ne puisse arracher à la mort ? C'est à quoi se réduit la question qui fait le

(*a*) Voyez tom. II. des Mém. de l'Acad. de Chirurgie.

fujet de la thèfe de 1723 (*a*) ; où le Docteur en Médecine devenu Ca-fuifte, prononçoit que l'inoculation eft criminelle, du même droit fans doute que le Théologien pourroit décider qu'elle eft mal faine.

Première Objection. Eft-ce bien la petite vérole que l'on communique par l'inoculation ; & la maladie communiquée n'eft-elle pas plus dangereufe que celle qu'on veut prévenir.

Réponfe. Ceux qui ont fait la première partie de l'objection, l'ont eux-mêmes réfolue, & ont en même tems donné des preuves de la bonne foi avec laquelle ils la faifoient : ils font prêts de convenir que la petite vérole inoculée eft une vraie petite vérole (*b*), pourvu qu'on reconnoif-fe qu'elle eft plus maligne & plus contagieufe que la naturelle. Quant à l'objection ainfi métamorphofée, nous y avons déja répondu, en prou-vant par le raifonnement & par l'ex-périence, qu'une petite vérole pré-vue & donné de propos délibéré

(*a*) *An Variolas inoculare* NEFAS?
(*a*) Analyfis of inoculation by J. Kirkpa-trik, pag. 100. & fuiv.

après tous les préparatifs & toutes les précautions que l'art & l'expérience ont enseignées, & dans les circonstances telles, que l'on choisit à souhait l'âge, la disposition de corps & d'esprit du malade, la saison, le lieu & la matiere de la maladie; qu'une telle petite vérole ne peut manquer d'être, comme elle l'est en effet, plus bénigne, & par conséquent moins dangereuse qu'une petite vérole épidémique contractée au hazard dans des conjonctures qui peuvent en augmenter le danger. En effet peut-on concevoir que la matiere de l'inoculation choisie & tirée d'une petite vérole de la meilleure qualité, produise une maladie plus maligne & plus contagieuse que celle qui tue la septiéme partie, la cinquiéme, le quart, & quelquefois le tiers de ceux qu'elle infecte ? L'expérience, même dans les cas les plus malheureux, n'a-t-elle pas prouvé le contraire, puisque le plus funeste effet de la petite vérole inoculée, de l'aveu de ses adversaires, dans les épidémies les plus fâcheuses, a été d'être fatale à un sur

B v

cinquante (*a*), dont il seroit mort au moins un sur cinq de la petite vérole spontanée ?

Seconde Objection. *La petite véro-inoculée met-elle à l'abri de la petite vérole naturelle ?*

Réponse. L'histoire des faits est la meilleure réponse à cette objection. Depuis trente ans qu'on a les yeux ouverts sur les suites de l'inoculation, & que tous les faits ont été discutés, contradictoirement, il n'y a aucun exemple avéré qu'un sujet inoculé ait contracté la petite vérole une seconde fois (*b*) ; c'est une vérité que les ennemis de cette méthode ont tâché d'éluder par toutes sortes de voies, même par celle de l'imposture (*c*). Le Docteur *Neetle-ton* fut obligé de démentir publiquement un bruit qu'on avoit répandu, qu'un sujet inoculé par lui avoit ensuite pris la petite vérole, & en avoit été fort mal. On en cita un autre &

(*a*) Relation de M. Jurin.
(*b*) *Timone, Pilarini , Jurin.* Lett. de *Ri-chard Wright*, & de *Perrot Williams.*
(*c*) *Analysis of inoculation by* J. *Kirkpatrik,* p. 121.

une lettre d'un certain *Jones* qui affuroit la même chofe de fon fils. Le Docteur *Jurin* s'étant foigneufement informé du fait, le pere refufa de faire voir les cicatrices de fon fils ; il offrit enfuite de dire la vérité fi on vouloit le payer, & il finit par écrire à M. *Jurin*, & lui avouer qu'il ne fçavoit ce que c'étoit que l'inoculation. Le D. *Kickpatrik* rapporte la lettre dans fon ouvrage (*a*).

Qu'importe après cela, de fçavoir fi l'on peut avoir deux fois naturellement une petite vérole complette ? Quand ce fait, que plufieurs Médecins nient, feroit bien avéré, comme je le fuppofe, il ne s'enfuivroit pas néceffairement qu'après l'inoculation on fût fujet à reprendre cette maladie. En effet on peut concevoir qu'en certaines circonftances les caufes naturelles de l'épidémie ou de la contagion ne développent qu'imparfaitement dans un corps le germe de la petite vérole, en forte qu'il en refte affez pour une nouvelle fermentation, & l'on peut en même

(*a*) Pag. 123.

tems foutenir avec beaucoup de vrai-
femblance , que le ferment de la petite vérole mis en action par un virus
de même nature , introduit directe-
ment dans le fang , au moyen de plufieurs incifions , fe développe fi com-
plettement dans toutes fes parties ,
qu'il ne refte plus de matiere pour
un fecond développement. Une caufe
plus puiffante doit produire un plus
grand effet : le lait fe tourne & fe
coagule moins fûrement & moins effi-
cacement par l'action naturelle de
l'air & de la chaleur, que par le mé-
lange direct d'un acide. Mais laiffant
là tous les raifonnemens aufquels on
peut en oppofer d'autres, ne fuffit-il
pas, pour raffurer fur la crainte d'u-
ne feconde petite vérole après l'inoculation, que depuis trente ans &
plus qu'on la pratique en Angleterre, on ne puiffe citer aucun exemple d'un inoculé qui ait repris cette
maladie, foit par contagion, foit par
inoculation ?

On a fait habiter des enfans (*a*)
inoculés avec d'autres attaqués de la
petite vérole fpontanée , fans qu'au-

____

(*a*) Analyfis, &c. by Kirkpatrik , p. 110.

eun l'ait prise une seconde fois.

Elisabeth *Harris* (*a*), qui étoit du nombre des six criminels inoculés dans les premiers essais, après sa guérison rendit ses soins à plus de vingt malades de la petite vérole, & la contagion n'eut aucune prise sur elle.

On expérimenta dans la même prison, si une personne qui avoit eu la petite vérole naturelle la prendroit par inoculation , & l'on ne put y réussir, quoiqu'on eût introduit dans les plaies une plus grande quantité de virus qu'à l'ordinaire (*b*).

On a repeté l'inoculation plusieurs fois sur plusieurs sujets, sans qu'ils aient été infectés de nouveau.

Le Docteur *Kirkpatrik* (*c*) rapporte encore qu'une jeune personne de douze ans, inoculée & bien rétablie, entreprit, par une fantaisie singuliere , d'éprouver si elle pouvoit reprendre la petite vérole ; qu'elle se fit secrettement une nouvelle incision elle-même , & y mit à trois di-

___

(*a*) Ibid.
(*b*) Kirkpatrik , pag. 119.
(*c*) Pag. 120.

verses reprises, en trois différens jours de la matiere varioleuse que lui fournit une de ses amies, qui vraisemblablement n'apporta pas de grandes précautions sur le choix; au bout de huit jours elle sentit un peu de mal de tête qui l'effraya d'abord, & lui fit avouer ce qu'elle avoit fait. Elle se mit au lit, le mal de tête disparut; il n'y eut ni fievre ni éruption, & elle se leva, en disant qu'elle s'ennuyoit d'être malade.

Troisiéme Objection. *La petite parcelle de venin transmise dans le sang par la voie de l'inoculation, peut être l'enveloppe ou la semence d'autres maux, que l'on communiqueroit par la même voie, tels que le scorbut, les écrouelles, &c.*

Réponse. Cette supposition est d'autant moins fondée, que le risque de prendre ces autres maladies seroit au moins égal dans la contagion naturelle. De plus les expériences ont prouvé que cette crainte étoit chimérique: & enfin comme on est le maître de choisir la matiere de l'inoculation, rien n'empêche de la prendre d'un sujet, & sur tout d'un enfant bien fain, & qui n'ait aucun autre mal que la petite vérole même.

Quatriéme objection. *L'inoculation laiffe*, dit-on, *quelquefois de fâcheux reftes, comme des playes, des des tumeurs*, &c.

Daignerons-nous répondre à cette objection ? Ces accidens font très-fréquens après la petite vérole naturelle, & infiniment rares à la fuite de l'inoculation ; & fi l'on en peut citer quelqu'un, qui ne doit être attribuer qu'à l'imprudence du malade ou à la malhabileté du Chirurgien, on peut en rapporter un plus grand nombre & de plus dangereux à la fuite d'une fimple faignée. Il faut donc commencer par profcrire ce remede, avant que de faire le procès à l'inoculation.

Cinquiéme Objection. *C'eft ufurper les droits de la Divinité que de donner une maladie ou d'entreprendre d'y fouftraire celui qui dans l'ordre de la Providence y étoit naturellement deftiné.*

Rép. Cette objection eft celle des *fatalistes* & des *prédeftinatiens* rigides. La confiance en la Providence nous difpenfe-t-elle de prévenir les maux que nous prévoyons & dont nous pouvons nous garantir par des fages précautions ? Ceux qui font dans ce principe, s'ils agiffent conféquemment, doivent profcrire l'ufage de tous les remedes de précautions & de tous les préfervatifs. Ils doivent fuivre l'exemple des Turcs, qui, fous prétexte de s'abandonner à la Providence périffent par milliers dans ces tems de pefte fi fréquens à *Conftantinople*, tandis qu'ils voyent les Francs établis au milieu d'eux, fe garantir des funeftes effets de la contagion à la campagne & à la ville, en fe renfermant dans leurs maifons, & en évitant foigneufement toute communication extérieure. Je demande à ceux qui réclament ici les droits de la Providence divine, fi, lorfqu'elle permet qu'on découvre une méthode fûre pour fe préferver des ravages de la petite vérole, elle nous défend d'en faire ufage ? C'eft elle qui nous offre le remede ; n'eft-ce pas l'offenfer que de le rejetter avec mépris ? Venons à l'objection la plus rebattue & la plus propre à faire illufion.

Sixiéme Objection. *Il n'est pas permis de donner une maladie cruelle & dangereuse à quelqu'un qui ne l'auroit peut-être jamais eue.*

Réponse. Commençons par dépouiller cette objection de ce qu'elle a de faux ou d'exagéré.

Premiérement, on ne peut dire avec vérité que la petite vérole inoculée soit cruelle ni dangereuse. Une incision qui effleure à peine la peau, & qu'on peut réduire à une simple piqûure, une fiévre légere, suivie de quelques symptômes, qui durent à peine vingt-quatre heures, ne font pas une maladie cruelle ; & une maladie dont il ne meurt pas un sur trois cens, comme on l'a prouvé, peut-être pas un sur mille, commé nous le ferons voir, peut-elle se nommer dangereuse (a) ?

(a) Ce qu'avoient avancé les Médecins Grecs, Timone, Pylarini, & le Duc, sur les prodigieux succès de l'inoculation en Turquie, avoit pu paroître suspect, mais devient croyable aujourd'hui, parce qu'on a depuis éprouvé en Angleterre, où la petite vérole est souvent dangereuse, & dont le climat semble moins favorable à l'inoculation que celui de Constantinople. Les trois Mé-

Si dans les premiers essais de l'i-
noculation en Europe & en Amérique, avant que la méthode fût per-

decins Grecs, d'âge & d'intérêts différens,
& qui ne se sont point cités dans leurs ou-
vrages, ont assuré qu'après plusieurs années
de recherches & d'expériences dont ils ont
été témoins oculaires, ils n'avoient point eu
connoissance que cette opération eût eu des
suites fâcheuses ; ils avoient d'ailleurs tout
ce qu'il falloit pour être crus. Pylarini né à
Céphalonie, d'une famille noble, a été premier Médecin d'un Empereur de Russie ; il
s'est distingué par ses lumieres & ses écrits ;
il proteste qu'il a long-tems répugné à cette
pratique, & qu'il ne s'est rendu qu'à l'évidence, & l'on voit par sa dissertation qu'il
n'étoit ni crédule, ni mauvais Physicien. Il
avoit été reçu fort jeune en l'Université de
Padoue. Voyez Hom. ill. du P. Niceron. Timone avoit reçu le même grade à Padoue &
à Oxford ; il étoit de la Société Royale, &
avoit refusé d'être Médecin du Grand-Sei-
gneur ; il avoit suivi dix ans les progrès de
cette opération, & y avoit eu beaucoup de
part. *Acta eruditorum Lipsiæ, Febru.* 1722. Antoine le Duc, que son nom peut faire croire
fils d'un François, étoit né à Constantinople ;
il y avoit été inoculé. Il reçut le bonnet de
Docteur à Leyde en 1716, & y soutint une
thèse en faveur de l'inoculation. Sa dissertation est imprimée à Leyde en 1722, à la
suite de celles de Jacques de Castro, de Gual-
ter Harris, l'un & l'autre du College des Médecins de Londres.

fectionnée , il eſt mort quelquefois un malade ſur ſoixante-quatre , comme à *Boſton* , dans une ſaiſon peu favorable , & par la négligence des préparations néceſſaires, comme l'aſſure le Docteur *Jurin* ; quand il ſeroit vrai qu'il en eſt mort quelquefois un de cinquante , je ne m'arrêterai pas à prouver par l'examen des circonſtances(*a*)qu'il eſt fort douteux qu'ils ſoient morts de l'inoculation ; j'accorderai tout , & je dirai que la preuve la plus évidente que la petite vérole inoculée n'eſt point dangereuſe , c'eſt le petit nombre d'accidens que lui reprochent ſes adverſaires les plus acharnés. Qu'eſt-ce en effet qu'une expérience malheureuſe ſur quarante-neuf qui réuſſiſſent ? Ils ne peuvent donc nier au moins, que de cinquante malades dont dix peut-être ſeroient morts de la petite vérole , on n'en ſauve neuf par l'inoculation , & voilà ce qu'ils appellent une opération diabolique.

Je ne puis me refuſer une réflexion que je ne trouve dans aucun de ceux qui ont écrit ſur cette matiere , c'eſt

(*a*) Lett. écrite de Boſton dans celle de M. Jurin , à Caleb Coteſworth.

qu'il eſt de la plus grande injuſtice de mettre ſur le compte de l'inoculation, comme il paroît qu'on l'a fait juſqu'à préſent, toutes les morts qui arrivent dans les quarante jours qui la ſuivent. Y a-t-il un homme ſi ſain & ſi robuſte qu'il ſoit, de la vie duquel on puiſſe répondre pour quarante jours? De huit cens mille habitans que l'on compte dans Paris, il en meurt tous les ans vingt mille; donc deux mille cinq cens en ſix ſemaines, c'eſt $\frac{1}{320}$ Donc de trois cens vingt perſonnes priſes au hazard, il eſt probable qu'en quarante jours il en mourra au moins une.

Donc de trois cens vingt inoculés de tout âge, il en doit mourir un dans le même terme, à moins qu'on ne veuille que cette opération diminue le dégré de probabilité d'une mort naturelle. Ceux qui ſont forcés à cette ſuppoſition, en ont-ils ſenti toute l'abſurdité? ont-ils vu que ſi l'inoculation aſſuroit la vie d'un homme pour quarante jours, une égratignure répétée toutes les ſix ſemaines nous préſerveroit de la mort?

La petite vérole inoculée n'eſt donc

ni dangereuſe ni cruelle, comme l'objection le ſuppoſe : *mais , dira-t-on,
l'on ne peut nier que ce ne ſoit une maladie ; pourquoi la donner gratuitement à
celui qui ne l'auroit peut-être jamais eue?*
Voilà le plus ſpécieux de tous les
raiſonnemens qu'on puiſſe faire contre cette pratique , & le plus aiſé de
tous à confondre.

Je réponds premierement qu'on ne
donne point cette maladie à celui qui
ne l'auroit pas eue , puiſqu'il n'y a
que ceux qui en ſont ſuſceptibles qui
la contractent par inoculation , comme toutes les expériences pour la
vérification de ce fait l'ont prouvé
(*a*). Celui qui n'a point en lui le germe de la petite vérole , en ſera quit-
te pour une opération moins doulou-
reuſe qu'une ſaignée ; les inciſions ſe
ſécheront comme une ſimple coupu-
re , & il ſe verra délivré pour toujours des inquiétudes & des tranſes
continuelles où vivent ceux qui n'ont
pas encore eu cette maladie (*b*); cette

(*a*) Jurin , Butini , Kirkpatrik.
(*b*) J'ai connoiſſance d'un enfant à qui l'on
a répété l'inoculation juſqu'à trois fois inu-
tilement.

épreuve lui fera garant qu'il eft pour
jamais à l'abri de la contagion ; c'eft
même l'unique moyen de raffurer
ceux qui n'ayant pas eu une petite
vérole bien décidée, ou ne fçachant
s'ils l'ont eue dans leur enfance, ne
font pas fûrs d'être à l'abri d'une re-
chute.

Je réponds en fecond lieu avec le
fçavant Prélat, auteur du fermon
pour autorifer l'ufage de cette pratique, que la petite vérole eft une maladie qu'on peut dire générale, à laquelle la Providence a voulu affujet-
tir l'efpece humaine ; que le nombre
de ceux qui vivent âge d'homme fans
l'avoir eft fi petit, qu'il forme à peine des exceptions à la loi commune ;
& qu'il en eft de l'inoculation comme de l'accès de la goûte, qu'on excite lorfque les particules de cette
douloureufe maladie font difperfées
dans toute la maffe du fang. Dans
l'un & l'autre cas on donne moins
une maladie à un corps exempt de la
contracter, qu'on ne choifit le tems
le plus favorable pour développer le
ferment qui l'occafionne, & que nous
portons tous dans notre fang : dé-

veloppement presque inévitable &
beaucoup plus dangereux quand il se
fait au hazard & dans un tems d'épidémie (a) où il se produit quelquefois
avec des signes équivoques qui le
déguisent & qui exposent les malades
aux erreurs d'une cure incertaine.

L'autorité d'un Evêque Anglican
ne doit ici rien perdre de son poids
auprès des Théologiens Catholiques,
& d'autant moins que la doctrine de
la prédestination absolue , qui bien

(a) Je ne sçaurois, dit l'Auteur du Jour-
nal Britannique, tom. 4. p. 417, choisir d'ex-
pressions plus précises & plus nettes, que celle de notre Théologien philosophe (l'Evêque de Worcester) : *On se propose, dit-il , après
avoir bien préparé le corps , de faire naître d'une
maniere connue & visible dans le sang, ce mou-
vement qui fait sortir à la surface les principes
cachés d'un mal si dangereux, lorsqu'à l'ordinaire il est produit par des particules contagieu-
ses & imperceptibles ; il semble donc que de même
que dans l'accès de goutte qu'on excite, lorsque les
particules de cette dangereuse maladie sont dis-
persées dans toute la masse du sang, on donne moins
une maladie à un corps qui en soit entièrement
exempt, qu'on ne choisit le tems & le moyen le
plus sûr de le délivrer d'un mal dont l'origine est
dans lui-même, qu'il ne peut presque jamais évi-
ter , & dont l'issue est sans cela infiniment plus
dangereuse.*

que peu fuivie, fubfifte encore dans la confeffion anglicane, eft bien plus propre que le dogme catholique à fournir des argumens fpécieux contre l'ufage de l'inoculation.

Par toutes les confidérations pré-cédentes, on voit que l'objection qui portoit fur plufieurs fauffes fuppofi-tions, a bien changée de face. La voi-ci réduite à fa jufte valeur.

Eft-il permis de mettre pour jamais à l'abri d'une maladie cruelle, dangereufe & prefque inévitable, en procurant avec les plus fages précautions, & fous la di-rection d'un Medecin habile, une mala-die légere, dont le danger eft cent fois moindre ? Y a-t-il deux manieres de répondre à cette queftion ?

Mais, dit-on, *il n'eft pas licite de faire un petit mal pour procurer le plus grand bien.* Cette inftance n'eft fon-dée que fur une équivoque : nous fuppoferons que ce principe eft ri-goureufement & généralement vrai, quant au mal moral ; mais il eft au moins très-faux dans l'application qu'on en veut faire à un mal phyfi-que. Il eft certainement permis d'ab-battre une maifon pour préferver une

ville

ville d'un incendie ; mal physique qui ne va gueres sans un mal moral : on submerge une province, & on la ruine pour plusieurs années dans la vue de prévenir le dégât passager qu'y pourroit faire un ennemi ; on refuse l'entrée d'un port à un vaisseau prêt à périr, s'il est suspect de contagion. Dans un tems de peste on établit des barrieres ; & quoique l'humanité s'en révolte, on tire impitoyablement & sans scrupule sur ceux qui les osent franchir. Le mal de l'inoculation, quand on y voudroit trouver du moral, est-il comparable à ces maux tolérés, permis, autorisés par toutes les loix ?

Suite de la même objection

On revient encore à la charge. *Pourra-t-on jamais persuader à un pere tendre de communiquer, de propos délibéré, à son fils unique, une maladie qui peut lui donner la mort ? Quelque petit que soit le risque auquel il l'expose par l'inoculation, n'y en eût-il qu'un sur cent, sur deux cens, sur trois cens, comme on le suppose, à qui cette opération fût fa-*

tale, doit-il l'expoſer volontairement à
ce riſque ?

Oui, pour le ſauver d'un riſque in-
comparablement plus grand, & ſi le
préjugé n'offuſque pas en lui toutes
les lumieres de la raiſon, s'il aime
ſon fils d'un amour éclairé, il ne doit
pas héſiter un moment. Je le démon-
tre.

Ce n'eſt point ici une queſtion de
morale, c'eſt une affaire de calcul.
Ne faiſons point un cas de conſ-
cience d'un problême d'arithméti-
que.

Un pere doit prévenir les dangers
dont ſon fils eſt menacé ; & s'il ne
peut l'en préſerver totalement il doit
au moins rendre le peril le moindre
qu'il eſt poſſible. Ceci poſé, doit-il
ou ne doit-il pas faire inoculer ſon
fils ? Pour décider la queſtion, il n'y
a qu'à comparer les riſques que court
l'enfant dans les deux cas.

Je n'entrerai point dans toutes les
conſidérations qui pourroient aider à
déterminer le dégré de vraiſemblan-
ce, qu'un enfant qui vient de naître
mourra un jour de petite vérole ; ce
riſque eſt en raiſon compoſée de la

probabilité que l'enfant aura cette maladie, & du rifque qu'il court d'en mourir, fi jamais il l'a ; mais outre qu'il n'y a peut-être pas affez d'expériences pour réfoudre exactement le problême, je ne me propofe ici que d'établir fur des calculs connus des vérités qui fe puiffent faifir à la premiere vûe fans être mathématicien.

Je remarque d'abord que fi la petite vérole étoit inévitable, le rifque d'en mourir feroit à peine différent pour l'enfant qui vient de naître, & pour celui qui eft déja frappé de la maladie. Si donc le nombre de ceux qui n'en font jamais atteints eft très-petit, le peu d'efpérance d'en être exempt diminue très-peu le rifque que l'enfant qui vient au monde court d'en mourir un jour.

Mais puifque l'inoculation ne fe pratique qu'au deffus de l'âge de deux ans, c'eft feulement le rifque au deffus de cet âge qu'il importe d'examiner. L'Evêque de *Vorcefter*, dans l'ouvrage déja cité, avance, comme un fait conftant, vérifié par l'expérience & le calcul, que de ceux qui vivent âge d'homme, à peine un seul sur plusieurs centaines est exempt de la petite vérole (*a*).

Ceci supposé, le danger d'en mourir pour celui qui a passé l'âge de deux ans, est donc presque aussi grand que s'il avoit déja cette maladie. Et puisqu'il est prouvé par les dénombremens de M. *Jurin*, qu'il n'échappe qu'un septiéme de ceux qu'elle attaque naturellement, le risque d'en mourir que court l'enfant qui a passé deux ans, est donc pareillement, à peu-près, comme un à six, c'est-à-dire

(*a*) *The instances of those, who pass trough life, after having arrived at manhod, and having been within the reach of infection, without undergoing this direful disease, are so extreamely few, as scarce to form an exception; learned calculations have made it as one to many hundreds;* Sermon de M. de Worcester *sur l'inocu'.* Le Docteur *Jurin* a remarqué que sur cent inoculés, il y en avoit quatre sur qui l'inoculation ne produisoit aucun effet; ce qui peut faire présumer qu'il y auroit le même nombre de quatre sur cent qui n'auroient jamais la petite vérole naturelle; mais ce nombre doit être diminué, parce qu'il est très-possible & même probable qu'au moins quelqu'un de ceux sur qui l'inoculation n'a point eu de prise, avoit eu la petite vérole dans son enfance, & ne s'en souvenoit pas.

qu'à cet âge il y a presque un septiéme à parier, ou tout au moins un
huitiéme, c'est-à-dire, un contre sept
non-seulement qu'on aura la petite
vérole, mais qu'on en mourra.

On peut tirer la même conséquen-
ce de quelques observations du même M. *Jurin*, qui paroissent d'abord
contredire le précédent calcul ; mais
pour ne point fatiguer l'attention de
cette assemblée, j'en ferai la matiere
d'une note, (*a*). Venons à la question proposée.

Il est évident qu'un pere ne devroit

(*a*) Il est prouvé par les listes mortuaires
de quarante-deux ans, tant de la ville de
Londres que de ses environs, & par un supplément de quatre ans à ces anciennes listes,
qu'il y a des années où le huitiéme de tous les
morts est enlevé par la petite vérole ; mais en
faisant une année commune on trouve que
cette maladie fait périr le quatorziéme du
genre humain, ou soixante-douze par mille,
ce qui paroît contredire ce que nous avons
établi en évaluant le risque d'en mourir à un
septiéme ou à un huitiéme ; mais il faut con-
sidérer que dans les listes dont on vient de
parler, sont compris les morts de tout âge,
& que de mille enfans qui naissent, il en
meurt ordinairement trois cens quatre-vingt-
six, & selon quelques autres listes, un plus
grand nombre, soit en naissant, soit avant

soumettre son fils à aucun risque, même très-éloigné, s'il étoit sûr que ce fils n'y seroit jamais exposé ; mais puisqu'au défaut de cette révélation que le pere n'a pas, il a la certitude du risque de mort que court son fils, avec un dégré de probabilité d'un contre six, il n'est pas moins évident que l'amour paternel exige qu'il dérobe son fils à ce péril, s'il le peut. Quand il ne réussiroit, en le faisant inoculer, qu'à diminuer le risque de de moitié, du tiers, du quart, de moins encore, la raison le lui conseilleroit ; à plus forte raison lui prescrit-elle de rendre ce risque si petit qu'il devient comme nul, puisque, suivant les dernieres expériences, sur trois cens inoculations, il n'y a pas un accident à craindre. Au lieu d'un enfant, supposons que le pere en ait

l'âge de deux ans, par différentes maladies, & communément avant d'avoir eu la petite vérole ; par conséquent c'est sur les 614 restans qu'il faut prendre les soixante-douze qui meurent de ce mal, ce qui fait presque un huitiéme, & ne s'éloigne pas de notre premier résultat. Les deux calculs pourroient encore se rapprocher par diverses considérations.

sept , & qu'ils en aient atteint l'âge de deux ans ; s'il laisse agir la nature, il doit s'attendre à les voir tôt ou tard attaqués de la petite vérole , & tout au moins d'en perdre un des sept, peut-être deux, si l'épidémie est violente, & cela peut-être quand ils auront reçu toute leur éducation , & qu'il aura conçu d'eux les plus grandes espérances. En les faisant inoculer dans un âge tendre , il les sauvera tous ; mais peut-être , dit-on, le plus chéri succombera sous l'épreuve de l'inoculation , tandis qu'il eût échappé à la petite vérole ordinaire. Cette crainte est véritablement une terreur panique , puisque la petite vérole inoculée est infiniment moins dangereuse que la naturelle , & puisque l'expérience a prouvé que celui qui ne la prendroit pas naturellement ne la recevra pas par inoculation. Quoiqu'il en soit , & quand le fils chéri mourroit , ce que je suppose contre toute vraisemblance , le pere a fait ce qu'il devoit en diminuant le risque de mort dont ce fils étoit menacé. Il a bien plus de raisons pour se consoler de sa perte, qu'il n'en auroit si sa fille avantageusement établie étoit morte dans sa première couche. La chose deviendra plus sensible , & le calcul sera plus exact sur un grand nombre que sur un petit.

Un maître a trois cens cinquante jeunes esclaves qui n'ont pas encore eu la petite vérole : qu'il les abandonne à leur sort ; selon la loi commune il en mourra la septiéme partie; il en perdra donc cinquante. Qu'il les soumette à l'inoculation : suivant les derniers calculs , qui ne donnent qu'un mort sur trois cens soixante-seize, il n'en perdra qu'un seul. Doit-il ou ne doit-il pas les faire inoculer ? Il paroît par toutes les expériences anciennes & nouvelles , qu'en Amérique , soit la faute du climat, ou celle des inoculateurs , la petite vérole est plus dangereuse qu'en Europe , & beaucoup plus parmi les noirs que parmi les blancs : ainsi peut-être au lieu d'un, le maître perdra-t-il six, dix, vingt esclaves par l'inoculation ; mais par la même raison ; au lieu de cinquante il en eut perdu cent ou cent cinquante par la petite vérole naturelle.

Peu importe qu'il y ait quelque erreur dans les nombres que nous avons supposés, la conclusion ne peut différer que du plus au moins, & on voit qu'il n'y a nulle proportion entre les risques qu'on court dans les deux cas, & que l'inoculation conserve tout son avantage.

Présentons sous un nouveau jour l'importante vérité que nous cherchons à rendre évidente,

Vous êtes obligé de passer un fleuve profond & rapide avec un risque évident de vous noyer, si vous passez à la nage : on vous offre un bateau ; si vous répliquez qu'il vaut encore mieux ne point traverser la riviere, vous n'entendez pas l'état de la question : vous ne pouvez vous dispenser de passer à l'autre bord. On ne vous laisse que le choix du moyen. La petite vérole est inévitable au commun des hommes, le nombre des privilégiés fait à peine une exception. Nous sommes donc tous forcés de traverser le fleuve. Une longue expérience a prouvé que de sept qui risquent de le passer à la nage, un est emporté par le courant. De ceux qui le passent en bateau, il n'en périt pas un sur mille : maintenant choisissez.

Tel est le sort de l'humanité. Un tiers de ceux qui naissent sont destinés à mourir dans les deux premieres années de leur vie par des maux incurables ou inconnus : échappés à ce premier danger, le risque de mourir de la petite vérole devient pour eux inévitable, il se répand sur tout le cours de la vie ; c'est une lotterie forcée, où nous nous trouvons intéressés malgré nous, chacun y a son billet, & tous les ans il en sort un certain nombre. La mort en est le lot. Que fait-on en pratiquant l'inoculation? On change les conditions de cette lotterie, on diminue le nombre des billets funestes. Un de sept, & dans les climats les plus heureux un sur dix étoit fatal ; il n'en reste plus qu'un sur trois cens, un sur cinq cens, & bientôt il n'en restera pas un sur mille ; nous en avons déja des exemples. Tous les siécles à venir envieront au nôtre cette découverte. La nature nous décimoit ; l'art nous *millesime*.

Ce que j'ai dit d'un pere de famille, j'ose le dire d'un Monarque à l'égard de l'héritier présomptif de la couronne. Si la chose étoit douteuse, si même elle n'étoit pas évidente pour un esprit attentif, se persuadera-t-on sérieusement qu'on eût exposé le Prince de Galles au risque de l'inoculation.

TROISIEME PARTIE.

Conséquences & Réflexions.

O N a pu prendre pour exagération ce que j'ai dit que la petite vérole détruisoit, mutiloit, ou défiguroit le quart du genre humain. En voici la preuve.

Sur la fin du seizieme siécle, environ cinquante ans après la découverte du Pérou, cette maladie fut apportée d'Europe en Amérique par Carthagène ; elle parcourut tout le continent du nouveau monde, & fit périr plus de cent mille Indiens dans la seule province de *Quito*. J'ai tiré cette remarque d'un ancien manuscrit de la cathédrale de cette ville. J'ai depuis été témoin dans les colonies Portugaises, voisines des bords de

l'*Amazone*, que la petite vérole étoit
mortelle à tous les naturels du pays.
M. *Maitland* (*a*) à qui l'Angleterre
doit l'usage de l'inoculation, rapporte qu'il y a des années dans le
Levant où la petite vérole est une espece de peste qui tue au moins le tiers
de ceux qui en sont atteints. Si l'on
consulte les listes rapportées dans
l'ouvrage du Docteur *Jurin*, ou join-
tes à ce même ouvrage, entre autres
celles du Docteur *Needletton*, qui s'é-
toit informé dans plusieurs villes de
maison en maison, du nombre des
malades & des morts de l'année,
moyen le plus sûr pour parvenir à
quelque chose d'exact ; on verra qu'à
Londres & en d'autres provinces d'Angleterre il est mort en quelques années un cinquiéme & quelquefois
plus de malades attaqués de la petite
vérole. Tenons-nous-en à la conclusion du Docteur *Jurin* (*a*), qui par un
calcul modéré, trouve que dans les

(a) Chirurgien de Milord *Wortley Monta-*
gue, celui-là qui inocula les enfans de cet
Ambassadeur à *Constantinople* & à *Londres*.
(b) *Voyez* sa relation sur les succès de l'inoculation.

épidémies ordinaires de la petite vérole il meurt communément un feptiéme des malades ; mais parmi ceux
qui en réchapent , combien reftent
privés de l'ouie ou de la vûe, en tout
ou en partie. Combien affectés de la
poitrine , languiffans, valétudinaires,
eftropiés ? J'en ai pour garant la thèfe
même qui nous peint l'inoculation
comme une pratique criminelle (*a*).
Combien de défigurés pour la vie ,
par des cicatrices cruelles , devien-
nent pour ceux qui les approchent des
objets d'horreur ? Enfin dans ce fexe,
où la figure eft un fi grand avantage ,
combien perdent avec leurs agré-
mens , les unes la tendreffe de leurs
époux , les autres l'efpérance d'un
établiffement ; d'où s'enfuit une perte
réelle pour l'état.

Quand le nombre des victimes
bleffées par la petite vérole ne fur-
pafferoit pas celui des victimes qu'elle frappe mortellement , il feroit toujours vrai que de cent perfonnes
échappées aux premiers dangers de

____

(*a*) *Quos non jugulat, deformitate turpes ;
orbos organis , &c. Queſtio medica in ſcholis
medicorum.* Par. 30 Décemb. 1723.

l'enfance, quatorze sont emportées par cette maladie, & que pareil nombre en porte toute la vie le triste signalement. J'ai donc pu dire, puisque j'ai vingt-huit témoins sur cent, que ce fléau détruit ou dégrade le quart de l'humanité.

On a vu par le détail des expériences que j'ai rapportées, que l'inoculation prévient tous ces malheurs. Non seulement la petite vérole inoculée n'est pas mortelle, non seulement elle n'est pas dangereuse, mais elle ne laisse point de restes qui rappelle un cruel souvenir.

Ce ne sont point ici des conjectures hazardées par esprit systématique; c'est le résultat des faits discutés contradictoirement, recueillis & publiés à la face de l'univers par de sçavans Théologiens, des Médecins éclairés & des Chirurgiens habiles ; j'ai cité mes garans. Les noms de l'Evêque de *Worcester*, du Docteur *Jurin*, Secrétaire de la Société royale, & de M. *Ranby*, premier Chirurgien de S. M. B. sont à la tête de la liste, & me dispensent de répéter les autres.

A la vue de tant de témoignages

respectables en tout genre, qui dépo-
sent depuis trente ans en faveur de
l'inoculation, M. *Hecquet* ne diroit
plus que *ce n'est encore qu'un remede
de bonne femme, qui n'a pas fait ses
preuves, & qu'on veut la transmettre
ainsi toute brute entre les mains des Médecins.* Ce Docteur mieux informé,
rendroit aujourd'hui les armes à l'é-
vidence : sa probité rigide, son amour
pour la vérité feroient, s'il vivoit
encore, un défenseur de l'inoculation de celui qui l'a le plus décriée.

La prudence vouloit qu'on ne se
livrât pas avec trop de précipitation
à une nouveauté même séduisante ;
il falloit que le tems donnât de nouvelles lumieres sur son utilité. Trente ans d'expériences ont éclairci tous
les doutes & rendu la méthode plus
sure. Les listes des morts de la petite
vérole ont diminué en Angleterre
d'un cinquiéme (*a*) depuis que la pratique de l'inoculation y est devenüe
commune. Les yeux enfin se sont ouverts. Il est aujourd'hui démontré à
Londres non seulement que la petite
vérole inoculée est infiniment moins

(*a*) Sermon de l'Evêque de Worcester.

dangereuſe que la naturelle ; mais qu'elle en garantit ; & dans un pays où l'on s'étoit déchaîné avec tant de fureur contre cette opération, il ne lui reſte pas un ennemi qui l'oſe attaquer à viſage découvert ; l'évidence, la honte de ſoutenir une cauſe déſeſpérée ont fermé la bouche à ſes adverſaires les plus paſſionnés. Ouvrons les yeux à notre tour, il eſt tems que nous voïions ce qui ſe paſſe ſi près de nous, & que nous en profitions.

Ce que la fable nous raconte du Minotaure, & de ce tribut honteux dont *Théſée* affranchit les Athéniens, ne ſemble-t-il pas de nos jours s'être réaliſé chez les Anglois ? Un monſtre altéré de ſang humain s'en repaiſſoit depuis douze ſiecles *(a)* ſur mille citoyens échappés aux premiers dangers de l'enfance, c'eſt-à-dire ſur l'élite du genre humain, ſouvent il ſe choiſiſſoit deux cens victimes, &

(a La petite vérole apportée par les Arabes, n'eſt connue en Europe que depuis le commencement du VI.ᵉ ſiécle. Il paroît qu'elle eſt plus ancienne à la Chine. Voyez Lettre du Pére d'Entrecolles, tom. XX, Lettres Edifiantes.

sembloit faire grace quand il se bornoit à un moindre nombre. Désormais il ne lui restera que celles qui se livreront imprudemment à ses atteintes, ou qui ne l'approcheront pas avec assez de précautions. Une Nation sçavante, notre voisine & notre rivale, n'a pas dédaigné de s'instruire chez un peuple ignorant de l'art de dompter ce monstre & de l'apprivoiser ; elle a sçu le transformer en un animal domestique, qu'elle employe à conserver les jours de ceux même dont il faisoit sa proye.

Cependant la petite vérole continue parmi nous ses ravages, & nous en sommes les spectateurs tranquilles, comme si la France, avec plus d'obstacles à la population, avoit moins besoin d'habitans que l'Angleterre. Si nous n'avons pas eu la gloire de donner l'exemple, ayons au moins le courage de le suivre.

Il est prouvé (*a*) qu'une quatorziéme partie du genre humain meurt an-

_____

(*a*) Voyez les listes annuelles des morts de Londres & des environs, pendant 42 ans rapportées par M. Jurin & Supp. à cette liste, Analyse de *Kirkpatrik*, 1754. *Londres.*

nuellement de la petite vérole. De vingt milles personnes qui meurent par an dans Paris, cette terrible maladie en emporte donc mille quatre cens quarante. Les plus grands ennemis de l'inoculation ont prétendu qu'elle faisoit périr un sur cinquante de ceux qui s'y exposoient. Reproche faux & injuste ; mais supposons-le vrai. De mille quatre cens quarante inoculés, on en conserveroit de leur aveu mille quatre cens onze. Il est donc démontré que l'établissement de l'inoculation sauveroit la vie à plus de mille quatre cens citoyens par ans dans la seule ville de Paris, & à plus de vingt-huit mille hommes dans le Royaume, supposons que Paris ne contienne que le vingtiéme des habitans de la France.

Nous lisons avec horreur que dans des siécles de ténebres, & que nous nommons barbares, la superstition des Druides immoloit aveuglément à ses Dieux des victimes humaines ; & dans ce siécle si éclairé, si poli, & que nous nommons philosophique, nous ne nous appercevons pas que chaque année notre ignorance, nos préjugés , notre indifférence pour le bien de l'humanité dévouent stupidement à la mort, dans la France seule, vingt-huit mille sujets qu'il ne tiendroit qu'à nous de conserver à l'Etat. Convenons donc que nous ne sommes ni Philosophes ni citoyens.

Mais s'il est vrai que le bien public demande que l'inoculation s'établisse, il faut donc faire une loi qui oblige les peres d'inoculer leurs enfans. Il ne m'appartient pas de décider cette question. A Sparte , où les enfans n'appartenoient plus qu'a l'Etat , cette loi sans doute eût été portée ; mais nos mœurs sont aussi différentes de celles de Lacédemone , que le siécle de Lycurgue est loin du nôtre. D'ailleurs la loi ne seroit pas nécessaire en France, l'encouragement & l'exemple suffiroient , & peut-être auroient plus de force.

Portons nos vues dans l'avenir. L'inoculation s'établira-t'elle un jour parmi nous ? Je n'en doute point. Ne nous dégradons pas jusqu'au point de désespérer des progrès de la raison humaine. Elle chemine à pas lents : l'ignorance, la superstition, le préjugé, le fanatifme, l'indifférence pour le bien retardent fa marche & lui difputent pas à pas le terrein ; mais après des fiécles de combats, vient enfin le moment du triomphe. Le plus grand de tous les obftacles eft cette indolence, cette infenfibilité, cette inertie pour tout ce qui ne nous intéreffe pas actuellement & perfonnellement : indifférence qu'on a fouvent érigée en vertu, & que quelques Philofophes ont adoptée comme le réfultat d'une longue expérience, & fous le fpécieux prétexte de l'ingratitude des hommes, de l'inutilité des efforts qu'on feroit pour les guérir de leurs erreurs, des traverfes qu'on fe prépare en leur montrant la vérité, des contradictions auxquelles on doit s'attendre, au rifque de perdre fon repos, le plus grand de tous les biens.

Il faut avouer que ces réflexions font bien propres à modérer le zéle le plus ardent ; mais il refte au Sage un tempéramment à fuivre ; c'eft de montrer de loin la vérité, d'effayer de la faire connoître, &

d'attendre patiemment que le tems & les circonstances en fassent murir le germe.

Quelqu'utile que soit un établissement, il faut un concours de circonstances favorables pour en assurer le succès ; le bien public seul n'est nulle part un assez puissant ressort.

Etoit-ce le bien de l'humanité, qui avoit établi l'inoculation en Circassie & chez les Georgiens ? Rougissons pour eux, puisqu'ils sont hommes comme nous, du vil motif qui leur fit imaginer cette pratique salutaire. Ils la doivent à un intérêt sordide, au désir de conserver la beauté de leurs filles pour les vendre mieux, & pour les prostituer en Perse & en Turquie. Quelle cause introduisit ou ramena l'inoculation en Grece ? L'adresse d'une femme habile & intéressée, qui sçut mettre à contribution la frayeur & la superstition de ses concitoyens.

Une épidémie cruelle, qui portoit la terreur & la désolation dans les familles les plus illustres, a produit le même effet à Genève (a). Dans la

(a) Voyez Mém. de M. Guyot, tom. II.

Guiane, la crainte, peut être le déſeſpoir de voir tous ſes Indiens périr l'un après l'autre ſans reſſource, purent ſeuls déterminer un Religieux timide à faire l'eſſai d'une méthode qu'il connoiſſoit mal, & que lui-même croyoit dangéreuſe. Un motif plus noble, on ne peut le nier, porta l'inoculation en Angleterre. Rien ne fait plus d'honneur à la nation, au Collége des Médecins de Londres & au Monarque Anglois, que le courage & les ſages précautions avec leſquelles cette méthode y fut reçue ; mais n'y a-t-elle pas eſſuyé trente ans de contradictions ?

Quand toute la France ſeroit perſuadée de l'importance & de l'utilité de cette pratique, elle ne peut s'introduire parmi nous ſans la faveur du Gouvernement. Et le Gouvernement ſe déterminera-t'il jamais à la favoriſer ſans conſulter les témoignages qui ont le plus de poids en pareille matiere ? C'eſt donc aux Facultés de Théologie & de Médecine ; c'eſt aux Académies & aux chefs de la Magiſtrature ; c'eſt aux Sçavans,

des Mém. de l'Académie de Chirurgie.

aux gens de Lettres, qu'il appartient de bannir des scrupules fomentés par l'ignorance, & de faire sentir au peuple que son utilité propre, que la charité chrétienne, que le bien de l'Etat, que la conservation des hommes sont intéressés à l'établissement de l'inoculation. Quand il s'agit du bien public, il est du devoir de la nation pensante d'éclairer ceux qui sont susceptibles de lumiere, & d'entraîner par le poids de l'autorité cette foule sur qui l'évidence n'a point de prise.

Faut-il encore des expériences ? ne sommes-nous pas assez instruits ? Qu'on ordonne aux Hôpitaux de distinguer soigneusement dans leurs listes annuelles de malades & de morts, les diverses espéces de maladies & le nombre de ceux qui en sont attaqués, comme on le pratique en Angleterre. Que dans un de ces Hôpitaux l'expérience de l'inoculation se fasse sur cent sujets qui s'y soumettront volontairement ; qu'on en traite cent autres de même âge, attaqués de la petite vérole naturelle, que tout se passe avec le concours des

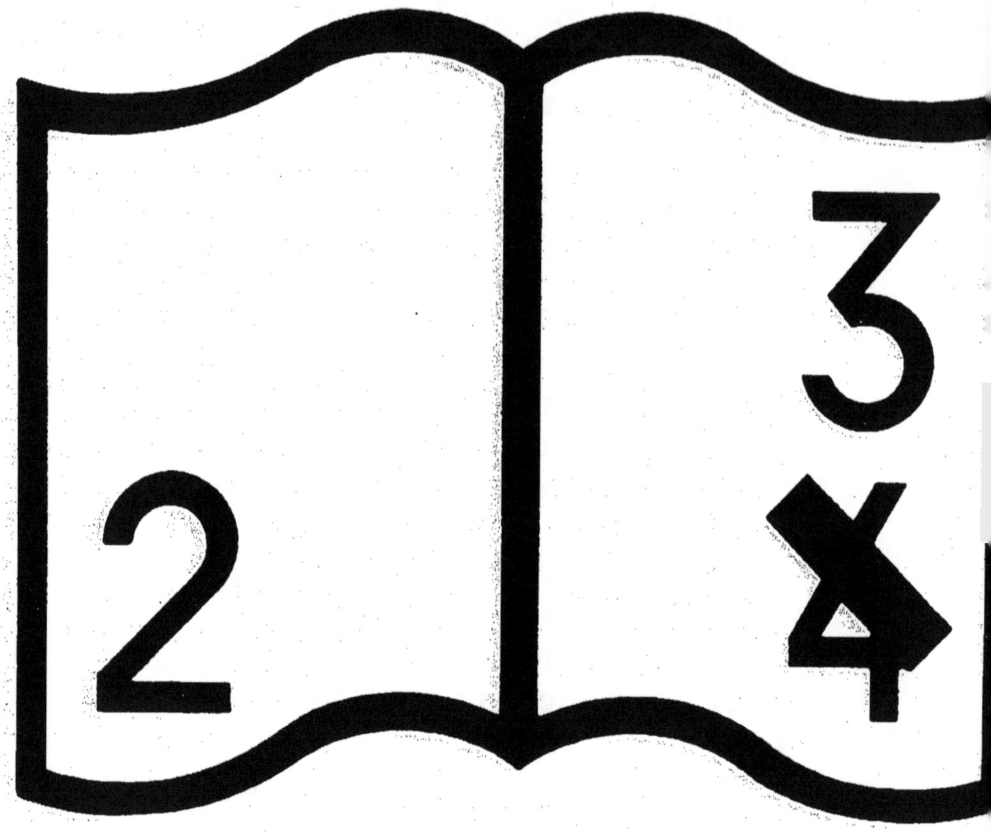

Pagination incorrecte — date incorrecte

NF Z 43-120-12

Guiane, la crainte, peut être le
désespoir de voir tous ses Indiens périr l'un après l'autre sans ressource,
purent seuls déterminer un Religieux
timide à faire l'essai d'une méthode
qu'il connoissoit mal, & que lui-
même croyoit dangéreuse. Un motif plus noble, on ne peut le nier,
porta l'inoculation en Angleterre.
Rien ne fait plus d'honneur à la nation, au Collége des Médecins de
Londres & au Monarque Anglois,
que le courage & les sages précautions avec lesquelles cette méthode
y fut reçue ; mais n'y a-t-elle pas
essuyé trente ans de contradictions ?

Quand toute la France seroit per-
suadée de l'importance & de l'utilité
de cette pratique, elle ne peut s'introduire parmi nous sans la faveur
du Gouvernement. Et le Gouvernement se déterminera-t'il jamais à la
favoriser sans consulter les témoignages qui ont le plus de poids en
pareille matiere ? C'est donc aux Facultés de Théologie & de Médecine ;
c'est aux Académies & aux chefs de
la Magistrature ; c'est aux Sçavans,

des Mém. de l'Académie de Chirurgie.

aux gens de Lettres, qu'il appartient de bannir des scrupules fomentés par l'ignorance, & de faire sentir au peuple que son utilité propre, que la charité chrétienne, que le bien de l'Etat, que la conservation des hommes sont intéressés à l'établissement de l'inoculation. Quand il s'agit du bien public, il est du devoir de la nation pensante d'éclairer ceux qui sont susceptibles de lumiere, & d'entraîner par le poids de l'autorité cette foule sur qui l'évidence n'a point de prise.

Faut-il encore des expériences ? ne sommes-nous pas assez instruits ? Qu'on ordonne aux Hôpitaux de distinguer soigneusement dans leurs listes annuelles de malades & de morts, les diverses espéces de maladies & le nombre de ceux qui en sont attaqués, comme on le pratique en Angleterre. Que dans un de ces Hôpitaux l'expérience de l'inoculation se fasse sur cent sujets qui s'y soumettront volontairement ; qu'on en traite cent autres de même âge, attaqués de la petite vérole naturelle, que tout se passe avec le concours des différens maîtres en l'art de guérir, sous les yeux & sous la direction d'un Administrateur, dont les lumieres égalent le zéle & les bonnes intentions. Que l'on compare ensuite la liste des morts, & qu'on la donne au public. Les moyens de s'éclaircir & de résoudre les doutes, s'il en reste, ne manqueront pas quand on en aura le pouvoir & la volonté.

L'inoculation, je le répete, s'établira un jour en France, & l'on s'étonnera de ne pas l'avoir adoptée plutôt; mais quand arrivera ce jour? Je n'ose le dire, lorsqu'un événement tel que celui qui répandit parmi nous il y a un an de si vives allarmes, & qui se convertit en transports de joie, réveillera l'attention publique, ou ce dont le ciel veuille nous préserver ce sera dans le temps funeste d'une catastrophe semblable à celle qui plongea la France dans le deuil, & parut même ébranler le trône en 1711 (*a*). Alors si l'inocu-

(*a*) La mort de Louis Dauphin, ayeul de Louis XV, mort de la petite vérole, le 14 Avril 1711 à 49 ans. L'Empereur Joseph mourut de la même maladie, le dix-sept

lation

lation eut été connue, la douleur &
la crainte récente du coup qui ve-
noit de nous frapper, & qui mena-
çoit encore nos plus cheres espérances, nous eut fait recevoir comme
un préfent du Ciel, ce préfervatif
que nous dédaignons aujourd'hui ;
mais à la honte de cette raifon, qui
ne nous diftingue pas toujours des
animaux, le paffé, le futur, font à
peine impreffion fur nous, le préfent
feul nous affecte. Ne ferons-nous jamais fages qu'à force de malheurs ?
Ne conftruirons - nous un pont à
Neuilly, qu'après qu'Henri IV aura
couru rifque de la vie en y paffant
le bac ? N'élargirons-nous nos rues
qu'après qu'il y aura été affaffiné ?

P. S. Quelques - uns traiteront
peut-être de paradoxe, ce qui depuis
trente ans devroit avoir perdu ce
nom. Mais je n'ai point à craindre
cette objection dans le centre de la
Capitale. On pourroit au contraire,
& avec bien plus de fondement,
m'accufer de n'avoir expofé que des
vérités communes & connues de

du même mois dans fa trente - troifiéme
année.

tous les gens capables de réfléchir ;
& de n'avoir rien appris de nouveau
à une assemblée de gens éclairés.
Puisse cet écrit ne m'attirer que ce
seul reproche ! Loin de le craindre,
je le désire. Et sur-tout puisse-t-on
mettre au nombre de ces vérités vul-
gaires, & que j'étois dispensé de
rappeller, que *si l'inoculation s'étoit
introduite en France en* 1723, *on eut déja sauvé la vie à près d'un million d'hommes, sans y comprendre leur postérité.*

F I N.

Du 8 Mai 1754.

MONSIEUR DE LA CONDAMINE ayant proposé de faire imprimer à part son *Mémoire sur l'inoculation de la petite vérole*, sans renoncer cependant au droit de le faire imprimer dans le volume de 1754, l'Académie lui en a accordée la permission. En foi de quoi j'ai signé le présent certificat. A Paris, ce 12 Juin 1754.

GRANDJEAN DE FOUCHY,
Secrétaire perpétuel de l'Ac.
Royale des Sciences.

www.ingramcontent.com/pod-product-compliance
Ingram Content Group UK Ltd.
Pitfield, Milton Keynes, MK11 3LW, UK
UKHW022333070726
13614UKWH00003B/1058